解密
带状疱疹神经痛

主编 王小平

疼痛防治靠自己百问丛书

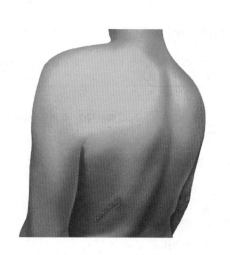

U0252662

清华大学出版社

北京

图书在版编目(CIP)数据

解密·带状疱疹神经痛/王小平主编. —北京:清华大学出版社,2018
(疼痛防治靠自己百问丛书)
ISBN 978-7-302-50931-8

Ⅰ. ①解… Ⅱ. ①王… Ⅲ. ①带状疱疹–防治–问题解答
Ⅳ. ① R752.1–44

中国版本图书馆 CIP 数据核字(2018)第 190120 号

责任编辑: 肖 军 王 华
封面设计: 戴国印
责任校对: 刘玉霞
责任印制: 杨 艳

出版发行: 清华大学出版社
　　　　　网　　址:http://www.tup.com.cn, http://www.wqbook.com
　　　　　地　　址:北京清华大学学研大厦 A 座　邮　编:100084
　　　　　社 总 机:010-62770175　　　　　　邮　购:010-62786544
　　　　　投稿与读者服务:010-62776969, c-service@tup.tsinghua.edu.cn
　　　　　质量反馈:010-62772015, zhiliang@tup.tsinghua.edu.cn
印 装 者: 北京亿浓世纪彩色印刷有限公司
经　　销: 全国新华书店
开　　本: 127mm×185mm　　　　**印　张:** 4.125　**字　数:** 52 千字
版　　次: 2018 年 10 月第 1 版　　　**印　次:** 2018 年 10 月第 1 次印刷
定　　价: 35.00 元

产品编号:080525-01

疼痛防治靠自己百问丛书编委会

编者名单

主 编

王小平

副主编

魏迨桂　冯智英

主 审

王 林

绘 图

张 鹏

主编简介

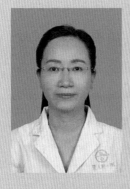

王小平　医学博士，主任医师／教授，博士生导师，暨南大学附属第一医院疼痛科主任及学科带头人，广东省医学会疼痛学分会副主任委员兼神经病理性疼痛学组组长，广东省医师协会疼痛科医师分会副主任委员兼神经病理性疼痛学组组长，广东省疼痛质量控制中心副主任，中国女医师协会疼痛学专业委员会常委，国家自然科学基金项目评审专家。2015年度中国女医师协会疼痛学分会"最美女医生""羊城好医生"，广东省高等学校"千百十工程"培养对象。

临床方向：从事急慢性疼痛诊疗临床、教学及科研工作30余年。擅长各种急慢性疼痛疾病的诊断和治疗，在带状疱疹神经痛、三叉神经痛、肩周炎、膝骨关节炎、颈椎病、腰椎间盘突出症、骨质疏松症等慢性疼痛及顽固性疼痛的治疗方面形成了一套特色方案。

主要研究方向：慢性疼痛的分子机制与治疗。

成绩成果：主持国家自然科学基金等各类基金项目 10 项，发表 SCI 收录论文 40 多篇，其中影响因子大于 3 分的 20 篇，大于 5 分的 5 篇，单篇影响因子最高达 8.5 分。获省级教学成果二等奖 1 项。

格言：老老实实做人，踏踏实实做事！

序言

　　疼痛是一种看不见的酷刑，慢性疼痛更折磨人。疼痛是组织损伤导致感觉神经系统产生的异常信号，请不要忽略它以免铸成大祸。

　　疼痛会夺去人们的生活乐趣，更重要的是：疼痛会使精神、血压、血糖、免疫力等发生紊乱，引发或加重身体的其他疾病，医学上将疼痛反复发作或持续一个月以上归为慢性疼痛。卫生部在2007年颁布文件：要求有条件的医疗机构成立"疼痛科"，并组织和要求疼痛科的医师团队全力诊疗和研究慢性疼痛。疼痛科医师专注于为民除痛，应用多种技术治疗手段，使很多慢性疼痛得到缓解，疗效得以突破，进而使患者生活质量明显提高。

医师与病友是同一战壕的战友，疼痛是我们的共同敌人，知己知彼才能获胜。医师很想详细谈谈疼痛的防治，病友及家属们更想知道这疼痛是怎么回事、该如何治疗、如何降服疼痛恶魔。毕竟，在生命的旅程中身体这部机器发生了故障，医师能帮您将故障清理，而在继续前行中，如何避免或少出问题，还得靠自己的维护和保养！

在中华医学会疼痛学分会和中国医师协会疼痛科医师分会的支持鼓励下，在中国女医师协会的重视和领导下，中国女医师协会疼痛专业委员会组织了女医师协会的专家和学者编写了这套"疼痛防治靠自己百问丛书"，疼痛医学泰斗韩济生院士建议书名用"解密"来描述这些疼痛，来满足社会公众对疼痛的关注度，达到世界卫生组织提出的"要求无痛是人的基本权利"的目标。

我们为每种疼痛编写一个分册，每册一百多个问题，书中编者用通俗易懂的语言描述疼痛的原理、诊断、治疗、预防等知识，希望通过阅读本书，增强病友们战胜病痛的信心，以致更好、更快地恢复健康。我们在每本书后附上一些热心公益活动的疼痛专业委员会女医师姓名和医院地址，希望能更好地帮助病友。鉴于医学知识更新速度快，对一些问题的看法和处理也难免有所不同，如果您发现本书中未讲清楚的问题请咨询您的主治医师。

中国女医师协会疼痛专业委员会主任委员

卢振和

2018 年 5 月

前言

　　带状疱疹是临床常见疾病之一，它最常见和最棘手的并发症是带状疱疹性神经痛和带状疱疹后神经痛，它们成为疼痛科的常见疾病。顽固性带状疱疹后神经痛是医学界尚未解决的世界难题之一，在我国，约有 400 万带状疱疹后神经痛患者。我们作为诊治过成千上万带状疱疹性神经痛和带状疱疹后神经痛患者的临床医生，感触太多！因患者及家属对本病认识不足，病急乱投医，常常错过最佳诊治时间。不少患者尽管走遍了大江南北不少医院，花费极大，疗效却不尽如人意。

　　患者因电击样剧痛而扭曲变形的脸，因撕裂样剧痛而忍不住的惨叫声，因刀割样剧痛寒冬腊月都不敢穿衣、盖被子的窘态，因长时间慢性顽固性疼痛而诱发或加重其基础疾病使生命面临危险的情形，以及家属那句"您不但救了我母亲，还救了我全家！"的感激话语，这些使我们感受到，作为疼痛科医生，除了诊治患者外，还有责任和义务撰写一些科普书籍，帮助患者及家属正确应对带状疱疹性神经痛及带状疱疹后神经痛的林林总总，以达到尽早有效控制疼痛、提高患者生活质量的目的。

本书是我和我的博士研究生，即广东省人民医院疼痛科魏迨桂副主任医师以及浙江大学附属第一医院疼痛科冯智英主任医师等专家共同编写的。它是一本非常实用的、关于带状疱疹性神经痛及带状疱疹后神经痛的百问书籍，分为认识篇、诊断篇、治疗篇及预防篇四大部分。我们通过总结自己长期临床工作中的经验、患者就诊时和在网上经常提出的一些问题以及近年的诊疗新进展，以通俗易懂、一问一答的形式编写本书。期盼患者及其家属通过阅读本书，能初步了解带状疱疹性神经痛及带状疱疹后神经痛，懂得如何预防、如何早期发现及治疗，以争取最大限度地降低对患者的身心伤害。因编者水平有限，难免有疏漏和不足之处，恳请广大读者批评指正。

暨南大学附属第一医院疼痛科

王小平

2018 年 6 月

目录

第 1 部分　火眼金睛——认识篇

第2部分　包公断案——诊断篇

第3部分　华佗再世——治疗篇

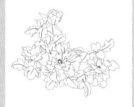

第1部分 火眼金睛——
认识篇

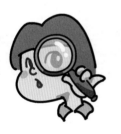

1 什么是带状疱疹?

68岁的文学大师邓教授,3月份去北京旅游时,发现左侧腰部出现了几处潮红斑伴轻微疼痛。他以为是到北方气候不适应,皮肤干燥发炎,买点外用药涂涂就行。谁知第二天就出现了沿左侧背、腰、腹部单侧分布的、带状排列的、成簇粟粒至黄豆大小的疱疹,最要命的是还伴有剧烈的针刺样、电击样及烧灼样的疼痛。痛不欲生的邓教授赶紧到疼痛科就诊。疼痛科医生告诉他得了带状疱疹,并给他详细讲解了带状疱疹的相关常识。

邓教授这下明白了,原来带状疱疹就是由潜伏在人体内的水痘 – 带状疱疹病毒感染所引起的急性病毒性疱疹疾病,以沿身体单侧周围神经分布的、带状排列的成簇疱疹为特征,常伴有明显的神经痛。

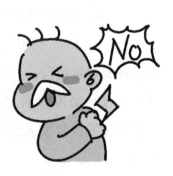

2 带状疱疹的俗称有哪些?

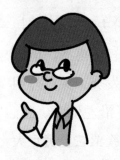

民间关于带状疱疹有很多俗称,主要有生蛇、飞蛇、蛇丹、蛇串疮、蛇盘疮、蛇胆疮、蛇缠腰、缠腰火丹、火带疮、蜘蛛疮、缠腰龙等。

3 带状疱疹的发病率如何?

带状疱疹的年发病率为 0.3%～0.5%,儿童的发病率为 0.05%,随年龄增长发病率增加,80 岁以上人群发病率可高达 0.5%～1%。带状疱疹有两个发病高峰年龄段,分别为 20～30 岁和 60～70 岁。有 1%～8% 的患者会复发,复发者约半数发生于同一部位。

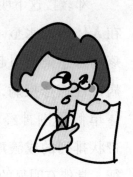

4　带状疱疹的病因是什么？

水痘－带状疱疹病毒是带状疱疹的罪魁祸首，它既是水痘又是带状疱疹的病原体。人是这种病毒的唯一宿主，首次感染通常发生在童年期，在成人可为隐性感染。病毒通过呼吸道黏膜进入人体，通过血液传播。在病毒血症期，病毒进入表皮细胞，引起典型的水痘疹子。

这种病毒嗜爱神经，它由表皮可进入皮肤的感觉神经末梢，逆向转移到邻近脊髓的背根感觉神经节或脑神经的感觉神经节内，在此处永久"安营扎寨"。当宿主的免疫功能低下，如患感冒、发热、劳累及患恶性肿瘤时，潜伏的病毒再次被激活，大量复制并沿着皮肤的神经分支部位钻出来，形成带状疱疹。

5 水痘－带状疱疹病毒长什么样?

水痘－带状疱疹病毒是具有最小双螺旋DNA的疱疹病毒, 病毒体呈外膜包裹的球形, 直径为120～300nm, 在自然界中广泛存在, 生长周期短, 可在多种细胞和组织中快速扩散造成细胞间的感染。水痘－带状疱疹病毒在电镜下的样子如图所示。

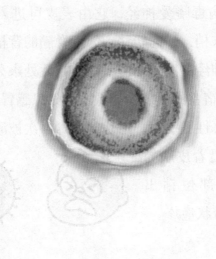

6　水痘与带状疱疹有什么区别?

水痘与带状疱疹是由水痘 – 带状疱疹病毒引起的两种不同的皮肤病变。

儿童期病毒初次感染人体后,在体内大量增殖,形成病毒血症,散布全身,导致水痘的发生。这时我们可以看到,皮疹从躯干逐渐延及头面部和四肢,呈向心性分布(躯干多,面部、四肢较少,手掌、足趾更少)。初起时为红色针头大小的斑疹,进而迅速变成丘疱疹,几小时后又变成绿豆大小的水疱。水疱浅表壁薄,晶莹清澈透亮,如同水珠滴在皮肤上一样,周围大多绕有一圈红晕。水疱在几小时后由清亮变混浊,并从中心开始干涸,中央出现一个凹坑。水痘的皮疹常分批出现,在同一时期,全身皮肤可见丘疹、水疱、结痂同时存在,俗称"三代同堂"。

带状疱疹则是由潜伏在体内的病毒再次活化,并在感觉神经节内复制,侵犯神经节致其发炎和坏死，产生神经痛。同时，被激活的病毒可沿神经轴突至其所支配的皮肤细胞繁殖，在皮区出现一串串带状的红疹。

一般来说，与全身性的水痘皮疹不同，带状疱疹的皮疹常常是局部性的，具有单侧性和按神经节段分布的特点，患者常伴有明显的神经痛。

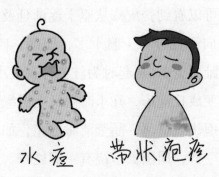

水痘　　带状疱疹

7 儿童是怎样感染水痘－带状疱疹病毒的？得了水痘的孩子，病毒是否就在体内了？长期在体内对身体有什么影响呢？

水痘－带状疱疹病毒初次感染常发生在儿童期。病毒通过空气传播，从呼吸道黏膜进入人体，经咽部淋巴组织迅速扩散至循环系统的T淋巴细胞，继而沿着损伤皮肤的感觉神经和血液侵入并潜伏在背根神经节或三叉神经节内。因此得了水痘的孩子，病毒就在体内伴随一生。身体健康、免疫功能正常时，潜伏的病毒对身体无大碍，但当免疫功能低下时，病毒可再次活化从而引发带状疱疹。

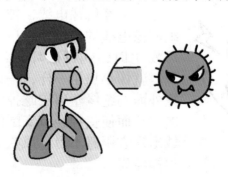

8 带状疱疹的患者为什么会出现衣服碰不得、风吹不得的神经痛?

大部分人小时候都感染过水痘-带状疱疹病毒，在北美和欧洲地区，超过 95% 的青壮年呈水痘-带状疱疹病毒血清反应阳性，因此很多人都有患带状疱疹的风险，但并不意味着每个人日后都会出现神经痛。

如果免疫力强，就算水痘-带状疱疹病毒在神经节终生潜伏，神经出现轻微炎症，患者也不会出现神经痛。但 50 岁以上的中老年人及免疫力低下的患者情况就大不一样了，潜伏的病毒再次活化、大量繁殖并扩散，导致神经组织局部出血、脱髓鞘、轴突变性、感觉神经纤维和营养支持细胞坏死等，触发外周神经和中枢神经发生敏感性

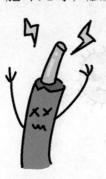

变化。神经就像电线，神经髓鞘组织就像电线的绝缘塑料层。带状疱疹发生时，病毒破坏神经髓鞘组织，就像小虫子一样，一口一口地把外面的绝缘塑料层吃掉，造成漏电，从而使受神经节支配的皮肤区域出现衣服碰不得、风吹不得的剧烈神经痛。

9 带状疱疹神经痛很剧烈，患者是出了疱疹才痛，还是先痛再出疱疹？是不是所有的带状疱疹患者都有疼痛呢？

带状疱疹的表现可以是先痛再出疱疹，也可以同时出现。神经痛是本病的特征之一，是导致患者痛苦的"罪魁祸首"，疼痛的程度轻重不等，老年患者往往较为剧烈。部分中老年患者皮损消退后可遗留顽固性神经痛，常持续数月、数年甚至十几年。

但不是所有的带状疱疹都痛，通常儿童带状疱疹患者疼痛很轻或没有疼痛。

10 带状疱疹发生的主要部位及比例如何？

带状疱疹易发部位依次为：胸段 51.2%，颈段 11.6%，头面部 18.9%，腰骶段 18.3%。

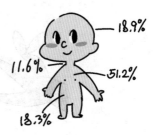

11 什么情况下容易患带状疱疹?

成年人在劳累、感冒、罹患恶性肿瘤等免疫功能低下时,易患带状疱疹。带状疱疹的激发因素还包括手术或创伤、放射治疗、化疗、免疫抑制剂使用、感染(结核/梅毒/艾滋病)、器官移植后、生活紧张及熬夜,等等。

12 什么季节容易患带状疱疹?

一般来说,发病无明显的季节性。但也有学者认为,春秋季免疫功能低下时,人们容易得带状疱疹。

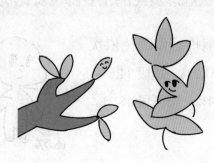

13 引发带状疱疹的主要因素包括哪些?

主要诱发因素包括:

(1)恶性肿瘤及感染等消耗性疾病;

(2)创伤;

(3)化疗及使用糖皮质激素等免疫功能抑制剂;

(4)疲劳;

(5)高龄。

14 带状疱疹的病程有多长?

青年人病程为2~3周,老年人病程为3~4周,但免疫功能低下者可迁延1~2个月,大多数患者在数月内完全恢复。

15 儿童也会患带状疱疹吗？儿童带状疱疹有何特点？

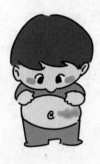

带状疱疹可发生于任何年龄段，少数儿童也会患上带状疱疹，但症状远比成年人要轻，在皮疹前除轻度发热不适外无明显全身症状，病程中只有轻微的瘙痒和不适感，没有明显的神经痛症状。

16 带状疱疹会传染吗？

理论上讲，在带状疱疹患者的水疱液中存在病毒，如果对本病毒无免疫力的儿童接触了疱液就会被感染而发生水痘，但这种概率非常低。成年人大多具有免疫力，即使接触也不会发病。所以，带状疱疹通常不会传染，带状疱疹患者不需要特殊隔离；但疱疹未结痂前，患者的衣服一定要分开清洗及曝晒，并避免与儿童密切接触。

17 带状疱疹是性病吗？带状疱疹患者在治疗期间能过性生活吗？

　　带状疱疹是一种病毒性疱疹疾病，但并不会因为性行为而传染，所以不是性病，治疗期间可以过性生活，但需有所节制。

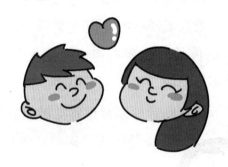

18 带状疱疹皮损连成环状，人是否就一定没命了？

带状疱疹皮损通常发生在身体的一侧，一般不超过中线，但有时可略为超过中线，这可能是末梢神经有部分纤维交叉至对侧的缘故。极少数（<1%）患者，同节段双侧脊神经背根感觉神经节受病毒同时侵犯，出现连成环状的皮损改变。

民间流传的"蛇窝疮连成一圈人就完了"的说法，是不科学的。皮疹过了中线，只是说明同节段或相邻节段双侧脊神经背根感觉神经节都受到病

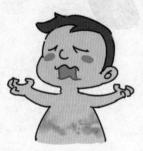

毒侵犯，病情稍为严重一些，治愈的时间可能要长一些，但只要积极治疗，与一般的带状疱疹一样，并不会有特别的生命危险。

19 带状疱疹后神经痛有哪些危险因素?

　　70多岁的张先生得了带状疱疹,他强忍着痛,非要等疹子全部发透了,用他的话说毒全部排出了,才肯去医院看病。那么发生带状疱疹后神经痛的主要危险因素都有哪些?他这种情况是否容易留下神经痛的后遗症?

　　发生带状疱疹后神经痛的主要危险因素有:

　　(1)年龄:年龄越大,发生带状疱疹后神经痛的可能性越大。

　　(2)性别:女性更易发生带状疱疹后神经痛。

　　(3)疱疹出现前有前驱性疼痛。

　　(4)急性带状疱疹时疼痛越剧烈,发生带状疱疹后神经痛的可能性越大。

　　(5)急性带状疱疹时水疱越多、皮损范围越广,发生带状疱疹后神经痛的可能性越大。

　　(6)未进行早期、足量及有效的抗病毒治疗。

　　(7)体液及细胞免疫水平低下。

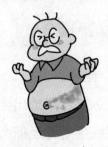

（8）眼部的疱疹。

张先生年龄大，疼痛明显，皮损范围广，又没有及时进行抗病毒治疗，因此比较容易留下神经痛的后遗症。

20 带状疱疹皮损愈合后会有瘢痕吗？

若无继发细菌感染，一般愈后不留瘢痕。但如果并发细菌感染，可能遗留瘢痕，对于瘢痕体质的患者尤为明显。

21 带状疱疹会复发吗？带状疱疹治愈后是否终生不复发？

带状疱疹患者病愈后可获得较持久的免疫，复发率极低，一般不会复发。

但临床上也可见到带状疱疹反复发作的病例（占1%～8%），约半数发生于同一部位。另外，感染过带状疱疹的肿瘤患者中，有1/5的人会再次患上此病。

22 妊娠期得了带状疱疹对胎儿有影响吗？

带状疱疹是潜伏的病毒被激活所致，若怀孕3个月内得带状疱疹，是有可能影响胎儿的。胎儿感染病毒也可在儿童早期出现带状疱疹。

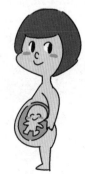

23 6个月前得过带状疱疹，不知道现在血液里是否还有病毒？对怀孕是否有危害？

　　水痘–带状疱疹病毒通常潜伏在脊神经节或脑神经感觉神经节内，6个月前患过带状疱疹，血液里不会有病毒，不影响怀孕。

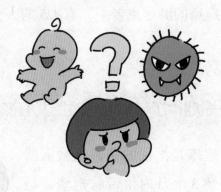

24 丈夫得带状疱疹，妻子多久后可以受孕？

精子的生长周期为3个月，如果丈夫得带状疱疹，妻子3个月后受孕比较好。

25 怀孕8周，5天前得了带状疱疹，因是早孕，不知道对胎儿有无影响，会不会导致畸形？

带状疱疹是潜伏的病毒被激活所致，怀孕3个月内感染病毒，是有可能影响胎儿的。

有文献报道妊娠早期得带状疱疹致畸的病例，因为这个时期胚胎对病毒感染较为敏感。

虽然从目前的资料来看，单纯由带状疱疹病毒致畸的可能性较小，但孕期一定要按时产检及监测，进行系统的筛查。

26 妈妈患有带状疱疹未痊愈，能给宝宝喂奶吗？会不会传染给宝宝，宝宝会不会得水痘？

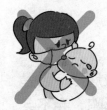

此阶段疱液中有病毒，可以通过呼吸道传染给宝宝，使宝宝易患水痘。因此，患上带状疱疹的妈妈，最好与孩子隔离，不能给宝宝喂奶。

27 带状疱疹患者检查出 HIV 抗体阳性是什么意思？

带状疱疹患者，若有艾滋病的流行病学史及实验室检查 HIV 抗体阳性，即可确诊为艾滋病，即获得性免疫缺陷综合征（acquired immunodeficiency syndrome，AIDS）。

28 带状疱疹有什么并发症？

主要并发症如下：

（1）局部皮肤并发细菌感染。

（2）后遗顽固的神经痛。

（3）头面部带状疱疹可能诱发角膜炎、角膜溃疡，患者可出现眼睛疼痛、畏光、流泪、视力减退，甚至全眼球炎导致失明。

（4）引发病毒性脑膜炎及脑炎，出现剧烈头痛，伴喷射状呕吐、四肢抽搐，重者可出现意识模糊及昏迷。

（5）耳道及耳郭的带状疱疹可引发内耳功能障碍，表现为头晕目眩、恶心、呕吐、听力障碍及眼球震颤等。

（6）侵犯面神经中的运动神经纤维，可致面瘫，患侧面部表情呆板、不能闭眼、口角向健侧歪斜等。

（7）侵犯内脏神经纤维时，可引起急性胃肠炎、前列腺炎、膀胱炎，表现为腹部绞痛、尿潴留及排尿困难等。

（8）病毒侵犯迷走神经的不同分支，可分别产生不同的症状。侵犯喉上神经出现呛咳及吞咽困难，侵犯喉返神经出现声嘶，侵犯迷走神经的腹支产生顽固性呃逆、恶心及呕吐。

29 什么是带状疱疹后神经痛？

美国神经病学会将带状疱疹皮损消退后、局部疼痛持续超过3个月以上者，定义为带状疱疹后神经痛（与之相应的是，局部疼痛持续少于1个月的为急性疼痛，超过1个月而又少于3个月的为亚急性疼痛）。国内更倾向于将带状疱疹皮损消退后、局部疼痛持续超过1个月以上者，定义为带状疱疹后神经痛。

带状疱疹后神经痛是一种疾病，是急性带状疱疹最常见的并发症，是一种难治性的顽固性神经病理性疼痛。

部分中老年患者疼痛持续数月甚至十几年，不少患者因难以忍受那撕心裂肺、痛不欲生的疼痛而产生轻生的念头，严重影响了患者的正常工作与生活。

30 为什么会发生带状疱疹后神经痛?

具体机制仍未完全明了。

研究发现,带状疱疹后神经痛患者有明显的感觉神经节前有髓纤维消失和神经节去纤维化、脊髓背角萎缩,可能为病毒再次激活后反复的病毒抗原刺激而引起细胞免疫炎性反应、传递感觉的 C 纤维神经元损害所致。

一般认为带状疱疹后神经痛是机体神经的外周敏化和中枢敏化共同作用的结果。

潜伏在背根神经节的疱疹水痘病毒可以进入感觉神经元的外周和中枢支,继而造成周围神经和中枢的损伤;周围神经的严重损伤可以引起感觉传入阻滞,进而使脊髓神经元细胞产生自发样放电;而中枢的损伤可直接或间接影响脊髓神经元,若损伤严重可引起脊髓神经元(尤其抑制性中间神经元)的坏死或胶质细胞增生、瘢痕形成或其他结构和生化上的改变,同样造成剩余神经元的自发样的放电,从而产生疼痛。

31 哪些带状疱疹患者容易发生后遗神经痛？

高龄（≥70岁）、疼痛剧烈（VAS≥8/10）、有异常性疼痛及皮损区皮肤颜色阵发性异常改变（LANSS≥15）、病损皮区温度显著升高（超过对侧0.5℃）的带状疱疹患者容易发生带状疱疹后神经痛。

注：VAS: visual analogue scale，视觉模拟评分。

VANSS: Leeds assessment of neuropathic symptoms and sign，利兹神经病理性症状和体征疼痛评分。

32 带状疱疹后神经痛与天气有什么关系吗？

个别带状疱疹后神经痛患者的疼痛与天气有关，天冷、潮湿时疼痛可能加重。

33 带状疱疹患者出现后遗神经痛的概率有多高？和年龄的关系如何？

9%～34%的带状疱疹患者会发生带状疱疹后神经痛。发生风险主要与年龄增长相关：儿童罕见；40岁以上的带状疱疹患者带状疱疹后神经痛发病率约为10%；60岁以上老年人中发病率为40%～50%；70岁以上达到70%。

34 带状疱疹后神经痛的并发症及危害有哪些？

带状疱疹后神经痛的并发症主要是情绪方面的，包括生活模式破坏，长时间活动量下降，身体功能损害；不能正常工作及生活、活动受限不能参加社会活动；有抑郁、自杀倾向，甚至产生悲剧性后果。

35 带状疱疹后神经痛会不会导致患者患精神病？

剧烈疼痛长期存在、正常睡眠长期欠缺、食欲下降、精神衰弱会严重影响带状疱疹后神经痛患者的身心健康，容易合并产生抑郁症或焦虑症，个别患者会出现自杀等过激行为。

36 带状疱疹后神经痛患者需要心理辅导吗？

长期、严重的带状疱疹后神经痛患者可能合并心理问题，对他们给予心理辅导是非常需要的，必要时甚至需要特殊药物的支持治疗。

第 2 部分　包公断案——
诊断篇

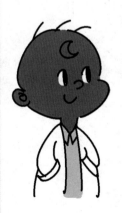

37 患了带状疱疹应该看什么科？带状疱疹患者何时该看疼痛科医生？

年轻患者，神经痛症状不明显、皮损较轻患者，就诊的科室可以考虑皮肤科，也可以考虑疼痛科。

如果患者年龄较大、神经痛剧烈、皮损较严重，不管是否就诊过皮肤科，提倡患者一定不要忘记去看疼痛科，以寻求更专业且更为有效的治疗。

当然，出现莫名其妙的皮肤疼痛、带状疱疹皮损愈合后仍存在疼痛或皮损期疼痛越来越剧烈的患者，建议首选疼痛科就诊。

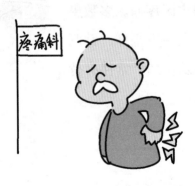

38　带状疱疹出疹前都有哪些表现？

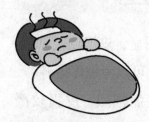

　　出疹前患者可伴有轻度乏力、低热、食欲下降，患处皮肤有异样感觉或神经痛，持续1~3天。

39　带状疱疹出疹前什么症状最典型？

　　常常会沿某一周围神经分布区，产生莫名其妙的、有时较为剧烈的皮区疼痛。多数患者表现为自发性刀割样、针刺样、闪电样发作痛，常伴有持续性烧灼痛。

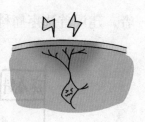

40　早期带状疱疹皮疹都有哪些特点?

先在一定神经分布区发生不规则的红疹, 继而出现多数成群的粟粒至黄豆大小的红色丘疹群, 然后迅速变为水疱。

41　带状疱疹出疹期都有哪些表现?

首先, 局部皮肤出现潮红斑, 很快出现粟粒至黄豆大小丘疹, 簇状分布而不融合。继之迅速变为水疱, 疱液清澈, 外周绕以红晕, 约 3 天转为脓疱, 部分破溃。经 7~10 天逐渐干涸、结痂直至脱落。痂皮脱落后留有暂时性淡红斑或色素沉着。

皮损常发生在身体的一侧, 沿某一周围神经分布区排列, 一般不超过中线, 但有时可略为超过中线。在发病前或伴随皮损可出现神经痛, 老年患者常较为剧烈。

42　带状疱疹有哪些特殊类型？

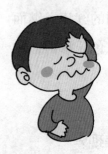

　　特殊部位的带状疱疹形成带状疱疹的特殊类型，包括眼带状疱疹、耳带状疱疹、脑膜带状疱疹、内脏带状疱疹及不典型带状疱疹（如无疱型带状疱疹和播散型带状疱疹）等。

43　什么是无疱型带状疱疹？

　　有神经痛而无皮疹、水疱的带状疱疹。

44　什么是微疱型带状疱疹？

　　有神经痛但仅有数个水疱的带状疱疹。

45　什么是坏疽型带状疱疹?

指皮疹中心发生坏疽、结成黑色不易剥离的痂、愈后遗留瘢痕的带状疱疹。

46　什么是播散型带状疱疹?

水痘－带状疱疹病毒经血液流动,产生广泛性水痘样疹,并侵犯肺和脑等器官。

临床表现为在局部带状疱疹出现一段时间(3～14天)后,疱疹播散至全身。疱疹的类型如同水痘,但常常伴有高热,全身中毒症状明显,如头痛、头晕、恶心、呕吐、全身酸痛及乏力等。

合并肺炎、脑膜炎等严重并发症时死亡率较高。

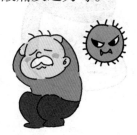

播散型带状疱疹,是带状疱疹的一种急危险症。

47 带状疱疹长在眼睛附近时，病毒是否对眼睛有伤害，会侵害人的角膜吗？

带状疱疹长在眼睛附近时，表明水痘－带状疱疹病毒侵犯了三叉神经的眼支神经。

以眼部群集性水疱和神经痛为主要特征，多发生在中老年人，且多为单眼发病，可出现额部、头皮红斑水疱，眼睛周围明显肿胀，结膜潮红充血。

在结膜及角膜上出现水疱，可发生溃疡性角膜炎，愈后形成角膜薄翳而影响视力，严重者可致失明。

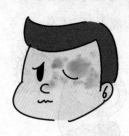

病毒也可引起进行性的外层视网膜坏死综合征，其中80%的患者因视网膜炎的进行性加重和继发性视网膜剥离而丧失光感，严重影响视力。

48　耳带状疱疹的特点和危害有哪些？为什么部分耳带状疱疹患者会出现面瘫？

耳带状疱疹由水痘–带状疱疹病毒侵犯听神经和面神经所致。

表现为：耳郭及外耳道或鼓膜出现疱疹、耳及乳突深部疼痛、耳鸣、耳聋，部分患者出现眩晕、呕吐及患侧面瘫等症。眩晕可持续数日至数周。耳聋可为持续永久性的，也可能部分或完全恢复。

病毒侵犯面神经引起面神经麻痹，可导致面瘫出现，患者可出现嘴角歪斜、闭眼不全等表现，可以是暂时性的，也可能是永久性的。

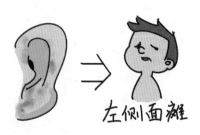

左侧面瘫

49 带状疱疹性脑膜炎的特点和危害有哪些?

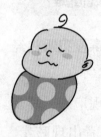

带状疱疹性脑膜炎，是水痘-带状疱疹病毒直接从脊神经感觉神经节或脑神经的感觉神经节向上逆行侵犯中枢神经系统所致。

大多见于脑神经、颈或上胸脊髓神经节段受侵的患者。

表现有头痛、呕吐、惊厥或其他进行性感觉障碍，也可出现共济失调及其他小脑症状等，患者行走不稳。

50 内脏带状疱疹的特点和危害有哪些?

水痘-带状疱疹病毒,由脊髓神经感觉神经节侵及交感神经和副交感神经的内脏神经纤维时,可引起胃肠道或泌尿道症状,发生节段性肠炎、单侧性膀胱黏膜溃疡,出现恶心、呕吐、腹痛、腹泻、尿频、尿急、排尿困难、尿潴留等情况。

当病毒侵犯胸膜、腹膜时,则发生相应部位的刺激性疼痛甚至积液等症状,如呼吸费力、腹胀等。

51 老年人患带状疱疹有哪些特点?

出疹前常伴有乏力、疲倦、神经痛等临床表现,病程中神经痛明显。随着年龄增长,皮损愈合后发生后遗神经痛的概率增加。

52 如何诊断带状疱疹？

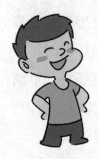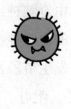

临床诊断主要依据沿神经分布的疼痛和疱疹。对皮肤受损部位和表现不典型的、免疫功能异常的患者需要实验室检查确诊。

53 水痘–带状疱疹病毒抗体 IgM、IgG 有什么临床意义？

一般来说，水痘–带状疱疹病毒抗体 IgM 阳性提示近期急性感染，IgG 阳性提示既往曾经感染。

54 带状疱疹与单纯疱疹有什么区别？

两者都属于病毒性疱疹疾病。

带状疱疹是由机体感觉神经节潜伏的水痘－带状疱疹病毒再激活而引起沿神经分布区的皮疹和疼痛。常见于50岁以上的成年人，该病病变局限，病程有自限性，单次发作，感染后常可获得终生免疫。部分患者伴有严重症状，大片皮肤损伤，常发生带状疱疹后神经痛。

单纯疱疹由单纯疱疹病毒引起。单纯疱疹病毒分为两型，Ⅰ型主要引起生殖器以外的皮肤、口腔黏膜的感染，引起口面部单纯疱疹。Ⅱ型主要引起生殖器部位皮肤黏膜感染，引起生殖器疱疹。

单纯疱疹病毒经呼吸道、口腔、生殖器黏膜以及破损皮肤进入体内后，长期潜伏于人体正常黏膜、血液、唾液

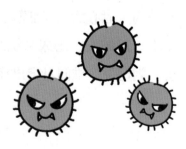

及感觉神经节细胞内。原发性感染多为隐性，大多无临床症状或呈亚临床表现，仅有少数可出现临床症状。正常人群中约有 50% 以上为本病毒的携带者。人感染病毒后不产生永久免疫力，每当机体抵抗力下降时，潜伏病毒被激活而频繁发病，皮损部位较少，不易发生后遗神经痛。

55　带状疱疹在出疹前常被误诊为什么疾病?

急性带状疱疹临床常被误诊，特别是临床表现不典型时。

许多患者，罹患本病早期仅表现为疼痛，依据疼痛的部位不同，患者常可被误诊患上冠状动脉性心脏病（冠心病）、胸膜炎、肋软骨炎、心包炎、胆囊炎、胆结石、泌尿系统结石、急性或亚急性腹膜炎、阑尾炎、椎间盘突出症及三叉神经痛等。

56 如何诊断无疱型带状疱疹？

排除引起神经性疼痛 的其他疾病如糖尿病、艾滋 病、酒精性神经损伤、重金 属中毒、外伤、神经根囊肿 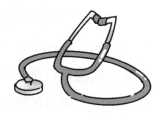 及恶性肿瘤等，结合病史，仔细进行体格检查，注意疼痛局部呈单侧性、沿一定神经走向分布，神经痛特点明显，局部显著的烧灼痛、针刺痛、闪电痛等，常伴皮肤感觉过敏，抽血查水痘 – 带状疱疹病毒抗体 –IgM、IgG 阳性，有助于诊断。

57 如何诊断内脏带状疱疹？

排除内脏其他病变，结合皮肤带状疱疹病史以及所出现的胃肠道或泌尿道症状，即可以诊断内脏带状疱疹。

58 如何诊断带状疱疹后神经痛?

急性带状疱疹临床治愈 1 个月后患区仍存在持续或发作性剧烈疼痛。患区相应神经支配区域皮肤有明确的带状疱疹病史，可见明显的色素沉着改变。患区有明显的感觉和触觉异常，疼痛因触碰衣服或床单而加剧。以自发性刀割样、电击样疼痛或麻刺感或持续性烧灼痛为主。部分后遗神经痛患者伴有难忍性瘙痒。

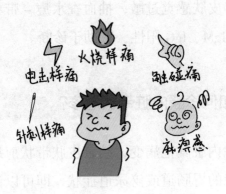

59 带状疱疹后神经痛与基因有关吗？

研究表明，人类白细胞抗原（human leucocyte antigen，HLA）等位基因与带状疱疹后神经痛相关，而与带状疱疹无关。带状疱疹后神经痛患者中 HLA–A*3303、B*4403、DRB1*1302 的等位基因频率明显高于未患带状疱疹后神经痛的患者，且与患或未患带状疱疹的患者不相关。未患带状疱疹的患者中 HLA–B*5101 的频率高于患带状疱疹及带状疱疹后神经痛的患者，提示 HLA–B*5101 是预防带状疱疹的保护性等位基因。

60 为什么要评估带状疱疹后神经痛的疼痛程度与性质？

评估带状疱疹后神经痛的疼痛程度与性质，可以为临床给药及选择治疗方案提供依据，根据不同的疼痛性质及疼痛程度实施个体化治疗，以取得更好的疗效。

61 带状疱疹神经痛到底有多痛？医生是如何评估的？

刘奶奶得了带状疱疹，家人对这种病不太了解，以为是一般的皮肤病，吃吃药、打打针、再擦擦药就会好。谁知，一周后老人开始喊痛，一碰就痛，风吹也痛，神经每隔几秒就像刀刮针刺一样痛得不得了，痛得厉害时刘奶奶大叫救命，晚上更是痛得叫声凄惨，严重影响睡眠。

医生们为了明确带状疱疹神经痛患者当前或过去24小时内的疼痛程度，常常使用下面几种方法进行评估：

（1）视觉模拟评分法（visual analogue scale，VAS）

VAS是一条0～10cm的直线量尺，0表示无痛，10表示剧痛。使用时由患者将疼痛感受标记在直线上，线左端至患者所画竖线之间的距离即为该患者主观上的疼痛强度。

（2）数字评定量表（number rating scale，NRS）

NRS由VAS发展而来，应用最为广泛。由0～

10共11个点组成，数字从低到高表示从无痛到最痛，0分表示不痛，10分表示剧痛，由患者自己选择不同分值来量化疼痛程度，评分越高则疼痛强度越大。

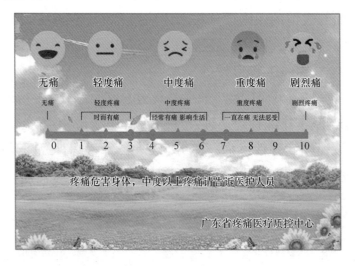

（3）根据主诉疼痛的程度分级法（verb rating scale，VRS）

0级：无疼痛；1级（轻度）：有疼痛但可忍受，生活正常，睡眠无干扰；2级（中度）：疼痛明显，不能忍受，要求服用镇痛药物，睡眠受干扰；3级（重度）：疼痛剧烈，不能忍受，需用镇痛药物，睡眠受严重干扰，可伴自主神经紊乱或被动体位。

（4）面部表情评定量表（faces pain scale，FPS）

使用于幼儿或交流困难的患者，通过画有不同面部表情的图画评分法来评估：无痛、有点痛、稍痛、更痛、很痛、最痛。

（5）ID-Pain 评分

回答 6 个问题，将各题评分总和。总分为 –1 或 0，基本排除神经病理性疼痛；总分为 1，不完全排除神经病理性疼痛；总分为 2 或 3，考虑神经病理性疼痛；总分为 4 或 5，高度考虑神经病理性疼痛。

自测题	评分	
	是	否
您是否出现针刺般疼痛？	1	0
您是否出现火烧般疼痛？	1	0
您是否出现触电般疼痛？	1	0
您是否出现麻木感？	1	0
您的疼痛是否会因衣服或床单的触碰而加剧？	1	0
您的疼痛是否只出现在关节部位？	–1	0
总分（最高分＝5，最低分＝1）		

62　如何筛查易患带状疱疹后神经痛的带状疱疹患者？

可结合患者年龄、皮损状况、疼痛程度及神经病理性疼痛自评表来筛查易患带状疱疹后神经痛的带状疱疹患者。

63　带状疱疹后神经痛的类型有哪些？

带状疱疹后神经痛有以下 3 种类型：

（1）激惹触痛型：临床表现以触诱发痛为特征，轻轻触摸即可产生剧烈难忍的疼痛，往往出现患者衣物不能贴身的情况。

（2）痹痛型：临床表现以浅感觉减退、触诱发痛为特征。

（3）中枢整合痛型：兼有以上两型的部分或主要特征，并有自发性闪电样、针刺样、撕裂样、紧束样痛及持续烧灼感。

64 带状疱疹后神经痛都有哪些表现？

皮损患区存在持续或发作性剧烈疼痛；患区范围内可见明显的色素沉着改变；患区有明显的感觉和触觉异常，疼痛因触碰衣服或床单而加剧；自发性刀割样或电击样疼痛、麻刺感、持续性烧灼痛感觉。部分后遗神经痛患者会伴有难忍性的瘙痒、被紧箍得难受的情况。

65 为什么要对长期带状疱疹后神经痛患者进行心理评估？

为合理使用抗抑郁药及心理干预治疗提供依据，及早发现严重心理问题，以防范患者发生危及生命安全的过激行为。

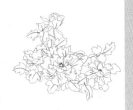

第3部分　华佗再世——
治疗篇

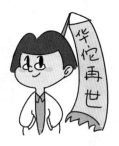

66 带状疱疹的治疗原则有哪些?

带状疱疹的治疗原则主要包括：促进皮损愈合、缩短病程、缓解疼痛、预防细菌感染、预防带状疱疹后神经痛及其他并发症。

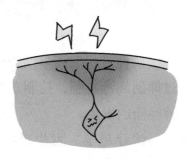

67 治疗带状疱疹的常用药物主要有哪些?

治疗带状疱疹的常用药物主要包括抗病毒药物、神经营养药、镇痛药、抗抑郁药和镇静药等。

68 强调带状疱疹早期抗病毒治疗的意义是什么?

急性带状疱疹早期积极抗病毒治疗的目的是通过抑制病毒复制,控制急性病程、防止带状疱疹后神经痛的发生。

治疗越早,发生带状疱疹后神经痛的机会越少。通常强调在出疹后 48~72 小时内尽早使用抗病毒药物。

69 治疗带状疱疹的抗病毒药物主要有哪些? 疗程如何?

抗病毒药物是治疗急性带状疱疹的标准用药,目前主要药物有伐昔洛韦、阿昔洛韦、泛昔洛韦等。

抗病毒治疗一般疗程为 7~10 天。播散型带状疱疹及 Ramsay-Hunt 综合征合并免疫抑制的患者,可采用喷昔洛韦静脉滴注,疗程 5~7 天或采用阿昔洛韦静脉滴注,疗程 10~14 天。

70 带状疱疹如何做局部治疗？带状疱疹皮损外用药有哪些？

患带状疱疹时一定要注意预防或及早治疗继发的细菌性感染。

首先要保持皮肤清洁，勤换内衣。

外用药物治疗以干燥、消炎为主。疱疹未破时可外用炉甘石洗剂或阿昔洛韦乳膏；疱疹破溃后可酌情使用3%硼酸溶液或莫匹罗星软膏等。

71 治疗带状疱疹神经痛的药物主要有哪些?

（1）带状疱疹患者存在轻度神经痛时，可酌情选用非甾体类抗炎镇痛药物如双氯芬酸钠、美洛昔康及塞来昔布等。

（2）神经营养药物：维生素 B_{12}、维生素 B_1 及神经生长因子等可以营养受损的神经，促进恢复，缓解疼痛。

（3）糖皮质激素：应用此类药物有争议，多认为及早合理应用可抑制炎症过程，减轻感觉神经节的炎症后纤维化。

（4）患者存在中、重度神经痛时，可考虑联合应用抗惊厥药物（如普瑞巴林／加巴喷丁等）、抗抑郁药物（如阿米替林等）及阿片类镇痛剂（如曲

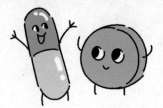

马多、羟考酮及丁丙诺啡贴剂等）。当药物治疗效果欠佳时，应尽早行神经阻滞治疗及微创介入治疗。

72 超激光照射治疗带状疱疹疗效如何?

对带状疱疹患者早期进行物理治疗如超激光（直线偏振红外光）、紫外线及氦氖激光等局部照射，可缓解疼痛，促进水疱干涸和结痂。

超激光为高功率输出高波段光线，透射组织深，有抗炎、镇痛、扩张血管、改善血流、促进组织功能恢复、促进伤口愈合等作用。

按带状疱疹皮疹发病部位的不同分别照射：头面部采用同侧星状神经节照射（见下图）＋皮疹区照射；颈部、躯干部位采用脊神经根照射＋皮疹区照射（第三胸神经支配区以上则加同侧星状神经节照射）；上肢采用尺神经照射＋同侧星状神经节照

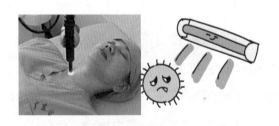

射＋皮疹区照射；下肢采用坐骨神经照射＋皮疹区照射。

超激光照射治疗带状疱疹疗效明显，对预防带状疱疹后神经痛的发生有积极作用。

73 带状疱疹皮损局部化脓了怎么办？

皮损局部发生细菌感染时，要注意感染皮区的清创、消毒处理，局部使用含抗生素软膏如莫匹罗星软膏。如感染严重，必要时可口服或静脉注射抗生素。

74 带状疱疹发病过程中奇痒怎么办？

患者可外抹炉甘石洗剂，也可在医生指导下内服抗组胺药物，如苯海拉明、氯雷他定等。有的患者可能需要使用抗惊厥、抗抑郁、镇静类药物。有时也可考虑针灸治疗、脊髓电刺激治疗。

75 糖皮质激素疗法是否可以用在带状疱疹治疗中？

临床上对于带状疱疹患者是否全身使用糖皮质激素存在争议；但对于没有禁忌证的患者，短程小剂量使用则是利大于弊。

循证医学资料并不推荐常规使用糖皮质激素治疗急性带状疱疹。研究提示，糖皮质激素的使用并不能预防带状疱疹后神经痛的发生。对于免疫功能低下的老年人，使用糖皮质激素很容易发生病毒扩散，出现中枢神经系统和内脏并发症；但对于免疫功能正常的老年人，在抗病毒药物和镇痛药都无法减轻疼痛的情况下，可以试用糖皮质激素。

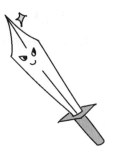

76 维生素 C 在治疗带状疱疹及带状疱疹后神经痛中有什么意义?

维生素 C 是一种重要的水溶性抗氧化剂及辅酶。严重感染患者的血浆维生素 C 浓度常常偏低。维生素 C 摄取不足会明显增加患带状疱疹的风险。

有研究资料提示,带状疱疹后神经痛患者血浆中维生素 C 的水平也明显降低,静脉途径补充大剂量的维生素 C 有助于减轻顽固性带状疱疹后神经痛患者的自发痛,而无助于触诱发痛的缓解。

研究提示,维生素 C 可明显促进下丘脑神经元分泌镇痛物质 β - 内啡肽,参与神经痛的调节。

77 神经阻滞疗法治疗带状疱疹神经痛疗效如何?

中、重度带状疱疹神经痛可用神经阻滞疗法予以解决。

神经阻滞可以减少初级传入感受器产生的异常电活动,降低中枢神经系统的高度兴奋性,阻断疼痛的恶性循环。

神经阻滞也可以阻滞交感神经,改善局部微循环,改善受损神经的营养,减轻受累神经节及外周神经的炎症反应和损伤,达到减轻及消除神经痛的目的。

根据神经痛部位可选用肋间神经阻滞、椎旁脊神经阻滞、星状神经节阻滞、硬膜外神经根阻滞等。

此法具有迅速缓解患者痛苦、缩短病程及减少带状疱疹患者后遗神经痛发生的优点。

78 如何治疗眼带状疱疹？

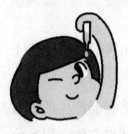

除了一般的带状疱疹治疗原则之外，强调在医生指导下使用抗病毒眼药水及涂抹眼药膏，注意角膜的积极保护，以预防失明等灾难性并发症的发生。

79 眼带状疱疹患者突然出现血块怎么办？

奶奶因带状疱疹引起左眼睛看不见有 3 个月了，这几天眼角出现了挺大的血块，这种情况是否需看眼科？多长时间能康复？

眼带状疱疹患者，病毒破坏视神经或角膜，会导致眼睛看不见。眼角突然出现血块，可能是结膜下出血，原因不清者，需要到眼科就诊，针对原因处理，大部分患者大约半个月血块可被吸收。

80 如何治疗耳带状疱疹？

在一般的带状疱疹治疗基础上，注意避免使用耳毒性药物，提倡尽早行星状神经节阻滞或超激光照射治疗，以避免永久性听力丧失及永久性面瘫的出现。

81 无疱型带状疱疹也需要治疗吗？

一旦确诊或高度怀疑本病，尤其老年人，也需积极治疗。

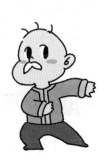

82 带状疱疹后神经痛治疗的目标是什么？

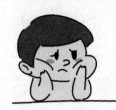

带状疱疹后神经痛对患者生活质量和日常活动有明显影响。

患者常常伴有复杂的心理变化以及精神情绪异常，常表现为挫折感、焦虑、烦躁甚至出现悲观厌世及性格变化，严重影响睡眠和社会活动。

因此，尽早有效地控制疼痛、缓解伴随的睡眠和情感障碍、提高生活质量，是治疗带状疱疹后神经痛的主要目标。

83 针对带状疱疹后神经痛有哪些治疗方法？

针对带状疱疹后神经痛有药物治疗、微创介入治疗及物理治疗等。其中，微创介入治疗是疼痛科的特色技术，包括各种神经阻滞（如脊神经根/神经丛/神经末梢阻滞、星状神经节阻滞、腰交感神经节阻滞等）、外周神经电刺激治疗、脊髓电刺激治疗等。

84 为什么出现带状疱疹后神经痛要尽早治疗？

　　带状疱疹后神经痛表现为皮损区的烧灼样、电击样、刀割样及针刺样、紧束样疼痛，剧烈疼痛令患者难以忍受而彻夜难眠，严重影响患者的生活质量和身心健康。

　　出现疱疹后神经痛时一定要及时治疗，因病程越长治疗越困难，特别是病程超过 3 年以上，临床治疗难度明显增加。

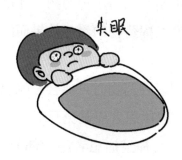

85 治疗带状疱疹后神经痛的药物主要有哪些？为什么要联合应用多种药物治疗，吃这么多药会伤肝、伤肾吗？

药物治疗是目前治疗带状疱疹后神经痛的首要方法。

常用药物有钙通道调节剂、三环类抗抑郁药、5-HT 再摄取抑制剂、阿片类镇痛药及神经营养药物。

因带状疱疹后神经痛发病机制较复杂，只有联合应用作用机制不同的多种药物，才能达到取长补短、最大限度发挥药物的治疗效果而降低其副作用的目的。

联合应用多种药物时可能会影响患者安全驾驶能力，因此该阶段患者应避免开车。

带状疱疹后神经痛患者绝大部分为中老年人，基础疾病较多，部分肝肾功能已经不太好，因此更要强调根据个体特征选择用药，对药物副作用和药

物的相互作用进行监测，定期检查肝肾功能，依据
患者反应，调整药物及其剂量，一旦发现肝肾功能
异常，应马上减少剂量甚至停止用药，改用别的药
物或方法，同时增加护肝或护肾的药物，以确保治
疗的安全性及有效性。

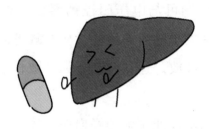

86 治疗带状疱疹后神经痛常用的钙通道调节药物有哪些？有什么优缺点？

治疗带状疱疹后神经痛常用的钙通道调节药物有普瑞巴林和加巴喷丁。

该类药物可与电压门控钙离子通道的亚基结合，抑制钙离子的内向流动，从而减少兴奋性神经递质的过度释放，达到抑制痛觉过敏和中枢敏化的目的。

优点为不仅能缓解神经损伤导致的刀割样、撕裂样、烧灼样、针刺样及电击样疼痛，还具有改善睡眠和情感障碍的作用。

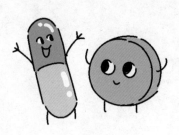

缺点主要有嗜睡和头晕，因此应遵循"夜间开始、逐渐增量和缓慢减量"的用药原则，用药期间禁止驾驶车辆。

87 治疗带状疱疹后神经痛常用的抗抑郁药有哪些？有什么优缺点？

常用药物有阿米替林、度洛西汀、文拉法辛等。

阿米替林是三环类抗抑郁药，是治疗带状疱疹后神经痛的一线用药。度洛西汀及文拉法辛是选择性 5- 羟色胺和去甲肾上腺素再摄取抑制药，治疗各种不同性质的疼痛均有效，可用于 PHN 治疗。

优点为不仅有抗抑郁、焦虑作用，还具有镇痛功效。

缺点主要有嗜睡、口干、便秘、心脏毒性及体重增加等。老年患者发生的不良反应风险高，使用过程中要加强监测。

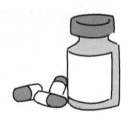

88 治疗带状疱疹后神经痛常用的阿片类镇痛药有哪些？有什么优缺点？

治疗带状疱疹后神经痛的常用阿片类镇痛药主要有曲马多、羟考酮、丁丙诺啡贴剂等。

曲马多可用于治疗中、重度带状疱疹后神经痛。

小剂量羟考酮短期可用于重度带状疱疹后神经痛的治疗。丁丙诺啡贴剂镇痛作用较强且持续时间较长，亦可用于治疗中、重度带状疱疹后神经痛。

阿片类镇痛药的优点：可明显减轻烧灼痛、针刺痛及痛觉超敏现象。

缺点：出现恶心呕吐、便秘、头晕、嗜睡、瘙痒、呼吸抑制及成瘾等不良反应。但这些不良反应一般会随着耐受的产生而逐渐减轻，甚至消失。

使用阿片类镇痛药治疗带状疱疹后神经痛时须从小剂量开始，根据患者的情况逐渐加量，这样既能达到较好的治疗效果，又能减轻或避免不良反应。

带状疱疹后神经痛的患者常有抑郁、焦虑与失眠，若患者已在服用阿普唑仑、地西泮、舒乐安定等安眠药物，最好不要同时使用阿片类镇痛药，以避免呼吸抑制的副作用。

89 阿片类药物治疗带状疱疹后神经痛会导致患者成瘾吗？

在医生指导下正确规范使用阿片类药物治疗带状疱疹后神经痛，一般不会导致患者成瘾。

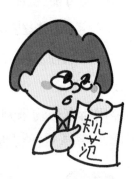

90 治疗带状疱疹后神经痛过程中患者不痛时还需坚持用药吗？停药时要注意什么？

部分带状疱疹后神经痛患者，表现为频次较少的难以忍受、痛不欲生的突发疼痛，持续时间短，间歇期可能完全不痛或程度较轻，这种情况下，患者一定要按医生要求，准时坚持用药维持血药浓度，以减轻发作时的疼痛程度。在联合应用多种药物治疗的过程中，患者不痛时，千万不可自作主张停用所有药物来判断是否真的不痛，一定要在专科医生指导下，根据病情，有计划、有目标地逐步

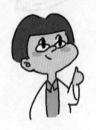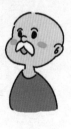

减少药物的种类或剂量，缓慢调整，坚持到完全停止用药而不痛了，才是真正意义的根治。

91 带状疱疹后神经痛如何做局部治疗？

（1）局部皮内注射治疗：将含有局部麻醉药和糖皮质激素等的混合液以注射皮丘的方式在皮内注射，每个注射皮丘的间隔为 1.5cm，每周一次，1～3 次为一个疗程。

（2）局部外用药：对于局部皮肤触诱发痛明显的患者，即激惹触痛型带状疱疹后神经痛患者可使用 5% 利多卡因贴剂或凝胶；对于痛觉过敏的皮肤可采用 0.025% 或 0.075% 辣椒素、8% 辣椒素皮肤贴剂。8% 辣椒素皮肤贴剂使用 60 分钟可止痛长达 12 周。

此外，新近研究表明，局部使用高剂量维生素 D 可降低神经胶质细胞的炎症反应及减少一氧化氮的生成，有望用于治疗带状疱疹后神经痛，值得期待。

92 顽固性带状疱疹后神经痛患者是否都需要接受微创介入治疗？

对于顽固性带状疱疹后神经痛患者，微创介入联合药物治疗是非常重要的治疗手段，但并不代表该手段是能解决所有疼痛问题的"万能钥匙"。更何况，不是所有顽固性带状疱疹后神经痛患者都具备做微创介入治疗的条件，不少患者本身存在较多基础疾病，比如凝血功能不好、心肺功能差，不能耐受一定时间的俯卧位或其他特殊体位，穿刺部位皮肤及周围有感染灶等，这些患者一般都不建议做微创介入治疗。

93　什么是微创介入治疗？主要有哪几种？有啥风险？

微创介入治疗是指在影像引导下以最小的创伤将器具或药物到病变组织，对其进行物理、机械或化学治疗的技术，具有创伤小、疗效好、相对安全等特点，目前在超声或影像引导下由疼痛专科医生进行治疗，风险大为减少。

微创介入与药物联合应用可有效缓解疼痛，减少镇痛药物用量，减少不良反应，提高患者生活质量。

最简单的微创介入治疗就是神经阻滞治疗，包括椎旁神经节阻滞、星状神经节阻滞和皮内阻滞等。再就是硬膜外腔自控镇痛治疗、脉冲射频治疗、脊髓电刺激治疗及外周神经电刺激治疗等。

尽管微创介入治疗都有各自的优势，但同时也存在一定的风险比如神经损伤、血肿、气胸及感染等。

94　什么是硬膜外腔自控镇痛技术？它可以治疗带状疱疹后神经痛吗？

硬膜外腔自控镇痛技术是一种采用微电脑控制给药泵，持续性将镇痛药物注入硬膜外腔神经根处。镇痛效果确切，可以降低神经源性炎症的范围和程度、促进神经损伤修复。

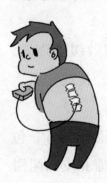

优点是用药科学、安全、使用方便，患者在一定程度上可自我控制给药，可留置导管进行持续性的镇痛治疗，可用于治疗病程短于3个月的带状疱疹后神经痛患者，疗效明显。

95 什么是脉冲射频技术？它可以治疗带状疱疹后神经痛吗？

脉冲射频技术是使用间断的脉冲电流来刺激神经系统。对神经有调整或调控作用而无破坏性，在治疗疼痛的同时不会进一步损伤神经组织。

脉冲射频治疗是一种神经调节治疗，它可以治疗带状疱疹后神经痛且疗效确切，不破坏神经，治疗后灼痛、酸痛、感觉减退及运动神经损伤的发生率较少，定位准确，没有皮肤麻木等并发症，且可重复治疗，达到减轻疼痛、提高患者生活质量的目的。

96 什么是脊髓电刺激术？它可以治疗带状疱疹后神经痛吗？

脊髓电刺激系统包括三个部分：神经刺激器（产生电刺激信号）、电极（电流信号从神经刺激器传递到脊髓）及患者遥控器（调节电刺激强度）。脊髓刺激器是一个可以被植入皮下的电子装置，类似心脏起搏器电极，将电极植入相应脊髓节段的硬膜外间隙给予适宜的电脉冲刺激。通过发出电脉冲干扰脊髓水平产生的疼痛信号，达到镇痛效果，是不需要任何药物的绿色治疗方法。脊髓电刺激术可以缓解疼痛，改善感觉异常如麻木、奇痒等，增加患者活动量，减少止痛药物使用。

因植入永久性脊髓电刺激器价格昂贵，因此

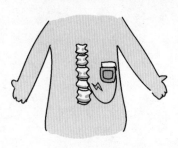

治疗时机选择越早越好，短时程电刺激治疗技术在带状疱疹性神经痛中有效，费用相对较低，有应用价值。

97 什么是脊髓电刺激测试或临时电极？它可以治疗带状疱疹后神经痛吗？

在植入永久脊髓电刺激器之前放置的测试性电极，被称为脊髓电刺激测试电极或临时电极，主要用途是观察脊髓电刺激是否能很好地缓解带状疱疹后神经痛患者的疼痛，同时观察它是否给患者的生活带来其他的不便。

近期国内不少疼痛科医生，采用该测试电极对病程在4个月内的带状疱疹后神经痛进行短时程（14天左右）治疗，发现短时程脊髓电刺激术既有效又经济，可明显减轻患者的疼痛及改善其生活质量和睡眠。

永久脊髓电刺激手术费用昂贵，单根电极配一个不可充电的刺激器，整体费用在12万～13万元，当需放置双电极再配备可充电的刺激器时，总费用就高达22万元左右。

目前脊髓电刺激治疗在我国尚未纳入医保体系，需全自费，而做短时程脊髓电刺激术手术费用为1万～2万元，因此对于早期已采用药物等综合治疗后仍有剧烈疼痛的带状疱疹神经痛患者，应尽早进行短时程脊髓电刺激术。

98 采用短时程脊髓电刺激手术治疗带状疱疹后神经痛危险吗？采用局麻还是全麻？

因术前已严格把握手术适应证，短时程脊髓电刺激手术穿刺针较细，电极是以穿刺的形式被植入体内，整个穿刺过程是在影像学的引导下进行的，因此手术风险较小。

短时程脊髓电刺激手术通常选择局麻，术中患者意识清醒，方便手术医生和患者沟通，测试过程中医生可根据患者的感觉来调整电极放置的位置，达到精准放置电极、缓解患者疼痛的目的。短时程脊髓电刺激治疗阶段，只有电极会进入人体，和电极相连的临时刺激器通常被放置在体外。

99 采用短时程脊髓电刺激术治疗带状疱疹后神经痛，临时电极一般放置多长时间？

　　治疗 3 个月内的带状疱疹后神经痛，临时电极一般放置的时间为 14 天内（也有放置 1 个月的报道）。因为临时刺激器一端在体内，另一端在体外，长时间放置会带来感染风险。当作为永久电极植入前的测试性电极，一般放置 3～14 天即可。

100 什么是经皮外周电神经刺激术？它可以治疗带状疱疹后神经痛吗？

经皮外周电神经刺激术是指经皮穿刺，在疼痛区域安置电极以刺激外周神经，并通过外周神经将刺激汇聚后传回脊髓，用来治疗一些特殊部位的带状疱疹后神经痛，包括枕部、眶上部和面部、髂腹股沟区的疼痛，具有简单、微创、低风险及没有药物副作用等优点。该方法尤其适用于那些使用其他治疗受限又有合并症的老年患者。

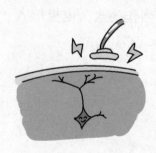

101 冷冻疗法治疗带状疱疹后神经痛有效吗？

将液氮喷射于病变皮肤上30秒，既不损伤皮肤，又能起到镇痛作用。每周一次，不超过20次。该方法简单易行，安全有效且副作用少，适用于不能耐受神经阻滞治疗或药物治疗的身体状况较差及高龄带状疱疹后神经痛患者。

102 A 型肉毒毒素治疗带状疱疹后神经痛有效吗？应注意哪些事项？

近几年兴起的 A 型肉毒毒素皮下注射是治疗带状疱疹后神经痛的强有力的补充方法。注射后 1 周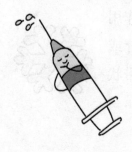即有明显止痛效果，镇痛作用可持续长达 3 个月。单次注射 A 型肉毒毒素应控制总的注射剂量，以防超量中毒引起重要肌肉的麻痹。该法 3 个月后可重复进行。

103　手术能有效治疗带状疱疹后神经痛吗?

手术是治疗严重难治性带状疱疹后神经痛的最后一种办法。

脊神经根射频毁损切断术、脊髓前侧柱切断术、立体定向切除丘脑/中脑和前额的疼痛传导通路、切除带状疱疹后神经痛患者背根到脊髓背角的进入区,置换疼痛剧烈的皮肤或外周感觉神经至受损皮节等手术方法虽能减轻带状疱疹后神经痛,但效果均不理想。

104　带状疱疹后神经痛患者饭后疼痛加重怎么办?

水痘–带状疱疹病毒可侵犯胃肠部内脏神经纤维,患者进食后胃肠扩张可加重疼痛。这类患者建议进食八成饱,吃清淡而富有营养及易消化食品,多吃稀饭及汤面等。

105 带状疱疹后神经痛能治愈吗？

神经痛的持续时间与治疗有密切关系，及早治疗能缩短病程并降低疼痛的严重程度。有的患者经过一段时间的治疗后，神经痛会完全消失或被良好控制，但也有患者疼痛持续相伴终身。

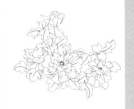

第4部分　大医治未病——
预防篇

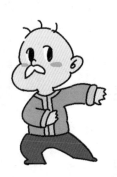

106 带状疱疹能预防吗?

50 岁以上人群可通过接种水痘 – 带状疱疹病毒疫苗（ZOSTAVAX）预防带状疱疹的发生。

该疫苗已经在美国、加拿大、澳大利亚和欧盟等 60 多个国家和地区被批准用于 50 岁以上人群，但尚未在国内上市。

接种疫苗是预防带状疱疹既有效又经济的重要手段。研究证实，免疫功能正常的成年人接种疫苗既安全又能有效预防带状疱疹的发生，对带状疱疹后神经痛也具有保护作用。

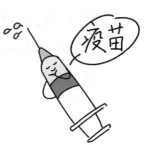

107 什么是带状疱疹疫苗?

带状疱疹疫苗是经由水痘－带状疱疹病毒传代毒株制备而成的疫苗。

108 老年人接种水痘－带状疱疹病毒疫苗的效果如何?

研究表明,60 岁以上老人接种水痘－带状疱疹病毒疫苗后带状疱疹发生率可减少 61%;带状疱疹后神经痛发生率可减少 66%。

109 生活中预防带状疱疹的常识性问题有哪些?

儿童一定要按免疫计划接种水痘疫苗。

曾患过水痘的成年人要注意增强自身抵抗力,避免过度劳累,避免不必要地使用免疫抑制剂,日常生活中注意高蛋白、高维生素饮食,注意生活规律,避免劳累,增强体质,预防发生与本病有直接或间接关系的各类疾病。

110 带状疱疹患者在饮食上需注意些什么?

如患者无其他特别疾病,提倡给予高蛋白质、高维生素饮食,多食蔬菜、水果,多饮水,保持排便通畅,同时保证夜间充足睡眠。禁止食用辛辣刺激食物如酒、烟、辣椒、羊肉、牛肉及煎炸食品等,避免冷饮冷食。

111 早期有效治疗带状疱疹会降低带状疱疹后神经痛的发生率吗?

  对带状疱疹的早期有效治疗可以降低带状疱疹后神经痛的发生率,所以强调对带状疱疹的早期规范治疗。

112 带状疱疹后神经痛能预防吗？

接种带状疱疹疫苗是唯一有明确证据的、预防带状疱疹后神经痛的方法。

研究提示，对于带状疱疹早期的治疗反应可以可靠地预示疾病的最终治疗结果，尤其是早期疼痛控制情况。在抗病毒治疗的同时，神经阻滞特别是早期的星状神经节阻滞，以及短时程脊髓电刺激术、外周神经低频电刺激治疗，这些方法都非常有效，能明显减轻急性带状疱疹疼痛的程度、缩短疼痛持续时间，并能降低带状疱疹后神经痛的发生率。

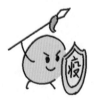

113 带状疱疹后神经痛患者饮食注意事项有哪些？是否需要忌口？

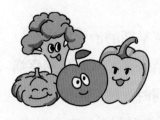

与一般老年人的饮食注意事项相同，提倡低盐、低脂、低糖、高维生素、优质蛋白且注意饮食规律。患者应避免饮酒，避免冷饮冷食。

附　录

典 型 病 例

病例 1　为什么疱疹好了，却更痛了？

81 岁的霍爷爷，4 个月前因肺炎住院。

住院期间，霍爷爷左侧胸部出现了不明原因的针刺样、闪电样疼痛，为排除心肌梗死，霍爷爷的主管医生紧急查了心电图、心脏彩色 B 超及心肌酶，未发现明显的异常。

3 天后霍爷爷左侧胸背部皮肤开始出现绿豆粒大小、张力很大的丘疹、水疱，数日后由澄清透明的水疱变为混浊的脓疱，部分破溃糜烂。经皮肤科医生会诊后确诊为"带状疱疹"，经过半个多月的治疗，皮损结痂出院。

但出院后不久，霍爷爷左侧胸背部却越来越痛，爷爷心想皮肤都长好了，痛又不是什么病，自己找些民间偏方治治，忍一忍可能就好了。谁知，

3个月过去了，能用的偏方都用得差不多了，但霍爷爷左侧胸背部的闪电样、火烧样及撕裂样疼痛发作的次数却越来越密，神经每隔几秒就抽痛一次，令坚强的霍爷爷终于忍不住大喊"救命"。更要命的是根本穿不了衣服，衣服稍碰到左侧胸背部皮肤就会出现钻心样、刀割样疼痛。

霍爷爷心里一直纳闷：皮肤都长好了，为什么这个疼痛还越来越厉害呢？就好不了吗？

原来霍爷爷现在遗留的慢性疼痛本身就是一种疾病，叫作"带状疱疹后神经痛"。

美国神经病学会将带状疱疹皮损消退后、局部疼痛持续超过3个月以上者定义为带状疱疹后神经痛。国内更倾向于将带状疱疹皮损消退后、局部疼痛持续超过1个月以上者定义为带状疱疹后神经痛。

带状疱疹后神经痛是一种疾病，是一种难治性的顽固性神经病理性疼痛，是急性带状疱疹最常见的并发症。部分中老年患者疼痛持续数月甚至十几年，严重影响了正常生活。不少患者因难以忍受那撕心裂肺、痛不欲生的疼痛而产生轻生的念头。

霍爷爷高龄，又未在发病的48～72小时内规范使用抗病毒药物，加上在疾病急性及亚急性期，对疼痛的规范治疗重视程度也不够，最终导致后遗神经痛。这是一种遗憾！

病例2　外周神经低频电刺激治疗带状疱疹性神经痛

86岁的张婆婆，有高血压病，也有糖尿病，两年前右侧腰腹部得过带状疱疹。

第一次来诊，张婆婆左侧腰腹部出现莫名其妙的疼痛5天，疼痛像针扎，又像火烧火燎。医生评估疼痛程度NRS 3分，属轻度疼痛，评估疼痛性质ID-Pain 2分，可疑神经性疼痛。医生又仔细地检查了张婆婆腰腹部前前后后的皮肤，没有发现什么异常。但凭医生的经验，结合张婆婆疼痛的特点和她的高龄，估计张婆婆很可能又患上了带状疱疹。医生向张婆婆及其家人详细就此作了解释，抽血查水痘–带状疱疹病毒抗体 IgM、IgG，马上开始给张婆婆用上了神经营养药物和神经调节药物，并叮嘱张婆婆别使用任何外用的药物和药膏，继续观察皮肤，如有出疹或水疱随时回来复诊。

第二次来诊是 5 天后，张婆婆左侧腰腹部疼痛加重，除了针扎样、火烧样疼痛，还出现了闪电样的疼痛，害怕衣物摩擦，晚上痛得连觉也睡不了。医生评估张婆婆疼痛程度 NRS 5～6 分，属中度疼痛，评估疼痛性质 ID–Pain 4 分，前后检查张婆婆的皮肤，已经发现有少数几簇红疹了，水痘–带状疱疹病毒抗体 IgM 呈阳性反应。至此，医生确诊张婆婆第二次患上了带状疱疹，上次是在右侧腰腹部，而这次是在左侧腰腹部。

鉴于张婆婆高龄合并高血压病、糖尿病，不太适合做神经阻滞治疗，医生除了在原来使用药物基础上加上抗病毒药物，选择马上给张婆婆做了改良的外周神经低频电刺激治疗，治疗过程中张婆婆就感觉疼痛明显减轻了，还美美地睡了一觉呢！

治疗结束后取下电极连接线时，医生和家属都看到了一个可喜的情况（如下图）：被侵犯的神经所支配的皮肤区域均匀泛红。这说明，外周神经低频电刺激治疗，除了能及时有效止痛外，也能很好地改善局部的血液循环，对病情恢复将有极大的帮助。

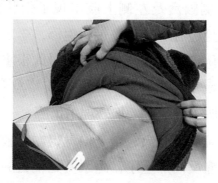

接下来，张婆婆坚持"药物＋外周神经低频电刺激"治疗，10天后皮疹和疼痛都完全消失。再坚

持使用神经营养药物和神经调节药物一个星期，然后停了所有药物。

张婆婆很幸运，虽然高龄但没有导致后遗神经痛，这是早期有效治疗的结果。大家都为她高兴！

病例 3 **短时程脊髓电刺激治疗带状疱疹后神经痛**

李老伯今年 65 岁，平时身体很健康。1 个多月前由于没日没夜地照顾生病的老伴，休息不好，李老伯左侧腋窝及左侧上肢出现了带状疱疹和疼痛。由于身边有朋友患过带状疱疹，李老伯对这个病有一些认识。出疹后的李老伯对此很重视，马上住进了医院皮肤科，药物治疗后皮疹愈合得很快，疼痛也有所缓解，李老伯办理了出院。

但出院后没几天，李老伯觉得左侧腋窝及左侧上肢的疼痛反而加重了，睡眠受到很大的影响，苦恼伴随而至。他赶紧找皮肤科医生复诊，医生说："您的皮肤损害已经完全恢复了。对于现在的疼痛情况，我们没有什么特别好的办法。您老赶快去找疼痛科医生，请他们帮帮忙吧……"

李老伯从皮肤科出来，马上到了疼痛科，并住进了疼痛科病房。医生评估李老伯疼痛程度 NRS 8 分，属重度疼痛，评估疼痛性质 ID-Pain 5 分。还评估了李老伯的其他情况，包括心、肺、肝、肾功能和凝血功能、精神及智力状况，没有发现明显的异常。征得李老伯及其家属同意后，医生在影像介导下，将刺激电极准确地放入李老伯颈胸段的硬膜外腔，通过连接线将刺激电极和体外的脉冲发生器连接起来，开启脉冲发生器进行治疗。

第一天，李老伯的疼痛就明显缓解了，当晚疼痛程度 NRS 4 分；第二天疼痛程度 NRS 3 分；第三天疼痛程度 NRS 2 分；第七天疼痛程度 NRS 1 分。继续治疗 1 周，已基本没有疼痛了，李老伯停止了所有止痛药物，仅用神经营养药。第 15 天，医生将李老伯的刺激电极取了出来。

之后，李老伯坚持到疼痛科门诊复诊。3 个月过去了，他的疼痛跟治疗 2 周后一样，已经消失得无影无踪了！

全国疼痛科女医师帮助您

	姓名	单位	地址
广东	卢振和	广州医科大学附属第二医院	广东省广州市海珠区昌岗东路250号
	何雁冰	南方医科大学南海医院	广东省佛山市南海区里水镇振兴路45号
	王小平	暨南大学附属第一医院	广东省广州市天河区黄埔大道西613号
	魏迨桂	广东省人民医院	广东省广州市越秀区中山二路106号
	孙承红	广州医科大学附属第三医院北院	广东省广州市荔湾区荔湾路35号
	刘纪文	中山大学附属第八医院（深圳福田医院）	广东省深圳市福田区深南中路3025号
	邹冬玲	广东省清远市人民医院	广东省清远市新城区银泉南路
海南	刘琳	海南省海口市第四人民医院	海南省海口市琼山区府城镇新城路1号
北京	冯艺	北京大学人民医院	北京市西城区西直门南大街11号
	刘红兵	首都医科大学附属北京天坛医院	北京市东城区天坛西里6号
	陶蔚	首都医科大学宣武医院	北京市西城区长椿街45号
	赵英	卫生部北京医院	北京市东城区东单大华路1号
	司马蕾	中日友好医院	北京市朝阳区樱花东路2号
天津	史可梅	天津医科大学第二医院	天津市河西区平江道23号

续表

	姓名	单位	地址
山西	薛朝霞	山西医科大学第一医院	山西省太原市迎泽区解放南路 85 号
	张飞娥	长治医学院附属和平医院	山西省长治市城区延安南路 110 号
浙江	严敏	浙江大学医学院附属第二医院	浙江省杭州市上城区解放路 89 号
	冯智英	浙江大学医学院附属第一医院	浙江省杭州市上城区庆春路 79 号
山东	傅志俭	山东省立医院	山东省济南市槐荫区经五路 324 号
	于灵芝	山东大学附属济南市中心医院	山东省济南市历下区解放路 105 号
	王敏	山东枣庄市立医院	山东省枣庄市市中区龙头中路
	于俊敏	青岛大学附属医院	山东省青岛市五台山路 1677 号
江苏	陆丽娟	南京大学医学院附属鼓楼医院	江苏省南京市鼓楼区中山路 321 号
	贾宏彬	南京军区南京总医院	江苏省南京市白下区中山东路 305 号
	金晓红	苏州大学附属第一医院	江苏省苏州市沧浪区十梓街 188 号
	申文	徐州医学院附属医院	江苏省徐州市泉山区淮海西路 99 号
	荣雪芹	徐州矿务集团总院	江苏省徐州市泉山区煤建路 32 号
上海	刘丽丽	上海市曲阳医院	上海市虹口区玉田路 333 号
江西	王晓英	江西省九江市第一人民医院	江西省九江市浔阳区塔岭南路 48 号
	顾丽丽	南昌大学第一附属医院	江西省南昌市东湖区永外正街 17 号
湖北	王云霞	湖北省中山医院	湖北省武汉市硚口区中山大道 26 号
	张小铭	华中科技大学协和医院	湖北省武汉市江汉区解放大道 1277 号
	周伶	武汉市普爱（骨科）医院	湖北省武汉市桥口区解放大道 76 号（古田三路）

续表

	姓名	单位	地址
湖南	鄢健勤	中南大学湘雅医学院第一附属医院	湖南省长沙市开福区湘雅路87号
贵州	王林	贵州医科大学附属医院	贵州省贵阳市云岩区贵医街28号
	李瑛	贵州省遵义医学院附院	贵州省遵义市汇川区大连路149号
四川	刘慧	四川大学华西医院	四川省成都市武侯区国学巷37号
云南	张小梅	昆明医科大学第一附属医院	云南省昆明市五华区西昌路295号
重庆	杨晓秋	重庆医科大学附属第一医院	重庆市渝中区袁家岗友谊路1号
	郭晓丽	第三军医大学第三附属医院	重庆市渝中区长江支路10号
	石英	第三军医大学附属西南医院	重庆市沙坪坝区高滩岩正街29号
新疆	李亦梅	新疆医科大学第一附属医院	新疆乌鲁木齐市新市区鲤鱼山南路137号
	吴玉莲	新疆维吾尔自治区人民医院	新疆乌鲁木齐市天池路91号
	张少勇	新疆生产建设兵团医院	新疆乌鲁木齐市青年路232号
	常玉华	新疆巴州人民医院	新疆库尔勒市人民东路56号
吉林	刘娜	吉林省人民医院	吉林省长春市朝阳区工农大路1183号
辽宁	崔文瑶	中国医科大学附属第一医院	辽宁省沈阳市和平区南京北街155号